Larrey.

Notice
de Choléra-Morbus
Indien

P. 1835

NOTICE

SUR L'ÉPIDÉMIE

DU CHOLÉRA-MORBUS INDIEN

QUI A RÉGNÉ DANS LES PORTS MÉRIDIONAUX DE LA MÉDITERRANÉE ET DANS TOUTE LA PROVENCE, PENDANT LES MOIS DE JUILLET ET D'AOUT 1835;

PAR LE Bon LARREY,

Inspecteur, Membre du Conseil de Santé des armées, de l'Institut de France, Chirurgien en chef de l'Hôtel royal des Invalides, etc.

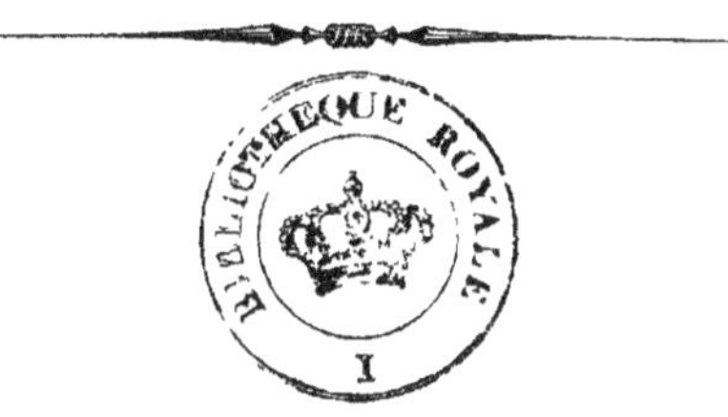

PARIS,

IMPRIMERIE DE BACHELIER,

RUE DU JARDINET, N° 12.

1835

NOTICE

SUR L'ÉPIDÉMIE

DU CHOLÉRA-MORBUS INDIEN

*Qui a régné dans les ports méridionaux de la Méditerranée et dans
toute la Provence, pendant les mois de juillet et d'août 1835.*

Conformément au désir que l'Académie des Sciences m'avait exprimé,
je me suis empressé de lui communiquer, dans sa dernière séance du
21 septembre, le résumé des observations que j'ai faites, des mesures que
j'ai prises ou conseillées partout où je suis passé, et de la méthode rationnelle du traitement relatif à l'épidémie du choléra que j'ai introduite dans
tous les hôpitaux civils ou militaires des villes frappées de cette maladie.

Il est bien évident qu'un concours de causes graves a fait développer, dans la contrée que je viens de parcourir, le choléra-morbus indien
dont le principe morbifique paraît avoir réellement été transmis de l'Inde,
où il est endémique; que certains vents l'ont successivement entraîné jusqu'à cette zone, et que dans sa marche, recevant en plus ou en moins des
surfaces qu'il a parcourues, des émanations propres à son développement,
ses effets sur l'homme ont été plus ou moins fâcheux, selon l'état moral,
l'idiosyncrasie ou le défaut d'intégrité physique de celui-ci.

Le passage de cette sorte d'effluve épidémique sur les ports méridionaux de la Méditerranée et sur les lieux circonvoisins où il a sévi
avec tant de force, coïncidant avec les émanations insalubres qui s'élè-
vent habituellement des bassins de la plupart de ces ports ou d'autres

sources miasmatiques, le concours de ces deux circonstances a fait développer les propriétés pernicieuses de cette épidémie et a imprimé sur les habitans plus ou moins accessibles à ses effets, cette sorte de stupeur qui produit immédiatement une vraie *névrose ataxique*, caractère distinctif de ce choléra qui a décimé les populations des pays où il est passé. Ainsi, le bassin du port de Toulon, comme celui du port de Marseille, recevant les immondices de la ville par les aqueducs qui s'y abouchent, fournissent dans certaines circonstances des émanations insalubres. Cependant, il n'a fallu rien moins qu'une saison aussi chaude que celle qu'on a subie en Provence, cette année, pendant les mois de juillet et d'août, et sur les bords de la Méditerranée (où le thermomètre de Réaumur n'a cessé de marquer 29, 30, 31 et 32 degrés au-dessus de zéro), pour que les eaux de la mer n'aient point entièrement neutralisé les gaz pernicieux qui se dégagent des excrémens humains et autres substances animales putréfiées et versées dans ces bassins par les torrens de pluie ou par ces aqueducs.

A ces émanations, presque nulles pendant les autres saisons, se sont joints dans ces deux villes, surtout à Toulon que je connais parfaitement, les émanations infectes résultant du séjour des matières désignées plus haut, dans des réduits particuliers (sorte de latrines) ou dans des vases non fermés usités dans toutes les maisons, l'entassement des individus dans des habitations dont la capacité était disproportionnée à leur nombre, enfin, la terreur qui s'était établie parmi les habitans de ces ports de mer, par les effets foudroyans de la maladie, et par l'idée que quelques médecins avaient répandue sur sa prétendue contagion; ce qui a causé une émigration subite et prodigieuse. Néanmoins, cette émigration a été utile aux personnes qui y étaient restées, en agrandissant l'espace de leurs habitations. Les effets de cet entassement se sont manifestés aussi dans le bagne et les casernes du port, d'ailleurs tenus très proprement et bien ventilés. Les condamnés qui travaillent constamment dans les ateliers qui bordent le bassin rempli de ces eaux infectes ont dû se ressentir les premiers des émanations dont nous avons parlé. Certes, on ne pouvait obtenir de grands succès du traitement, quoique rationnel, mis en usage sur les malades transportés à l'hôpital de terre, parce qu'il ne présente point les conditions voulues pour un bon hôpital (1). Au total, il y aurait de très grandes et très dispendieuses améliorations à faire dans cette

---

(1) Un rapport a été fait au ministre de la guerre sur cet hôpital.

place forte, pour faire disparaître toutes les causes locales d'insalubrité. Cette question fixera sans doute un jour l'attention du gouvernement.

Avant de parler de Marseille, je ferai quelques réflexions sur deux ou trois phénomènes singuliers que j'ai observés sur divers points de la contrée où le choléra a sévi avec plus ou moins d'intensité. L'un de ces phénomènes a été la disparition subite, ou l'émigration totale des oiseaux qui ne vivent que dans un air pur, tels que les passereaux, les merles, les grives et les hirondelles; aucun de ces oiseaux n'a été trouvé mort sur le terrain, et cette émigration a eu lieu dans toute la région de la Provence qui s'étend par trois lignes divergentes, d'Avignon à Toulon, à Marseille, à Arles et à Tarascon.

Est-ce l'influence épidémique qui les a fait émigrer, ou est-ce l'excessive chaleur qu'on a éprouvée dans cette contrée? On aurait peut-être pu le vérifier, si l'on eût fait des recherches attentives dans les cavernes, communes dans les montagnes qui bordent la Méditerranée; car j'ai eu l'occasion de remarquer, dans mes anciennes campagnes d'Espagne et d'Italie, que les hirondelles, loin de passer les mers comme on l'avait cru, du moins certaines espèces, se tapissent, à l'instar des essaims d'abeilles, dans les anfractuosités des grottes profondes qu'on trouve en grand nombre sur les revers des gorges ou vallons des montagnes des Alpes et des Pyrénées (1).

Un deuxième phénomène a été une quantité innombrable de cigales, que nous croyons être de l'espèce de celles qui ne paraissent dans certaines contrées du midi de l'Europe que tous les quarts de siècle ou tous les dix-sept ans (*cicada septemdecim*); leur chant produisait le même bruit que le son des grelots de mes chevaux de poste. Les habitans des campagnes ne se rappellent point en avoir vu une aussi grande quantité depuis longues années. Dans l'ancien monde, toutes les grandes épidémies, telles que la peste, étaient toujours précédées d'*une plaie d'insectes*, tels que mouches ou sauterelles. L'épidémie pestilentielle qui régna, en 1799, en Égypte, et qui fit périr plus de cent mille Musulmans, avait été précédée d'une plaie générale de mouches et de plaies partielles de sauterelles.

---

(1) C'est dans la grotte creusée profondément dans la montagne désignée sous le nom de l'*Hirondellière* (vallée de la Maurienne), que j'ai trouvé, à la fin de l'hiver de 1797, ces *essaims* d'hirondelles.

Dans ma marche d'Avignon à Marseille, pendant les deux journées du 24 et du 25 juillet, j'ai été frappé du tableau que m'ont offert les populations de ces villes et de celles intermédiaires ; les voitures, les charrettes, les chevaux et les ânes garnis de bâts, chargés de familles entières, se précipitaient confusément et sans interruption sur la même route, que j'eus la plus grande peine à parcourir pour arriver à ma destination. La terreur et la consternation étaient empreintes sur la physionomie de la plupart des hommes et des femmes qui faisaient partie de ces convois émigrans.

J'ai rendu compte à M. le Ministre de la guerre, dans un premier rapport que je lui ai adressé de cette dernière ville, du résultat de ma visite dans les hôpitaux, les casernes et dans tous les lieux particuliers qui ont été le siége de la maladie.

Dans les casernes, j'avais pris des mesures hygiéniques dont quelques-unes devraient être appliquées à toute l'armée; telle est, par exemple, celle relative à la literie des soldats, qui consiste à faire retrousser le matin les fournitures à la tête du cadre du lit, depuis le lever jusqu'à l'heure du coucher. Cette mesure conserve les fournitures intactes et empêche le soldat de se coucher pendant le jour, ce qui nuit à sa santé, surtout lorsque, dans les vingt-quatre heures, il en a consacré huit au repos.

Une boisson légèrement tonique et agréable au goût a été prescrite dans tous les corps. Elle consiste dans une infusion légère de camomille, édulcorée avec du bois de réglisse et mêlée à un vingtième de bon vin rouge. Des lotions journalières de propreté furent recommandées, les bains de mer défendus, et des mesures de salubrité furent prises partout où il y avait indication.

Pour tranquilliser les esprits et prévenir l'expansion des miasmes insalubres qui pouvaient s'élever des cadavres des cholériques, après la mort, lorsque surtout ils entrent en putréfaction (ce qu'on a vu chez un grand nombre dans ce climat chaud), et pour empêcher que les corps ne fussent ensevelis trop tôt, ce qui est arrivé peut-être à Avignon, j'avais recommandé de faire couvrir ou envelopper ces corps, immédiatement après le décès, d'un mauvais drap trempé dans le *chlorure de chaux*. A l'aide de cette enveloppe désinfectante, on pouvait attendre avec sécurité les vingt-quatre heures et davantage, s'il était nécessaire.

La maladie, dans cette contrée, a présenté, à quelques variations près, le même caractère qu'à Paris et autres pays de la France septentrionale. Un grand nombre de cas ont été foudroyans. Chez plusieurs, la teinte cyanosée couvrait toute l'habitude du corps, comme si on les eût trempés dans une teinture d'indigo. Chez d'autres, aux épiphénomènes propres du choléra se sont joints le *trismus* ou des symptômes tétaniques, que les irritans extérieurs faisaient rapidement aggraver. Mais, chez tous, le coma existait à des degrés différens; ce qui prouve que la congestion cérébrale a constamment lieu dans cette maladie.

Les nécropsies que j'ai faites moi-même, ou que j'ai fait faire sous mes yeux, ont fait vérifier dans tous les cas, ce que j'avais observé à l'Hôtel des Invalides, à Paris, lors de l'épidémie cholérique de 1832. (Voyez le IV° *volume de ma Clinique Chirurgicale.*)

Nous allons maintenant récapituler les principaux symptômes qu'offre la maladie dans sa marche, et nous retracerons ensuite succinctement les lésions cadavériques que nous avons observées.

A l'invasion; malaise, vertiges, prostration de forces; nausées ou vomissemens; sécrétions muqueuses et séreuses augmentées; ensuite contractions involontaires aux membres, avec des crampes plus ou moins douloureuses ou violentes; refroidissement de la langue, de la surface du corps et surtout des extrémités qui se couvrent d'une teinte bleuâtre, ainsi que le pourtour des yeux, le nez et les oreilles. Enfin, l'individu s'affaiblit rapidement, l'état algide augmenté; il tombe dans le coma, et la mort survient souvent après quelques heures d'une sorte d'agonie.

A l'autopsie du corps, on trouve constamment une congestion plus ou moins prononcée dans le cerveau; dont tous les vaisseaux, et surtout les veines, sont gorgés de sang noir, et point de sérosité dans ses ventricules.

Ramollissement du tissu du cœur; dilatation anormale de ses cavités, qui sont remplies de caillots de sang de la même couleur, et ces caillots se prolongent dans les gros vaisseaux à des distances plus ou moins éloignées. (Des bulles d'air se rencontrent souvent dans les troncs veineux des membres.) Les poumons sont affaissés et crépitans (exsangues); les membranes de l'estomac et des intestins sont presque toujours injectées de sang noir, et l'on trouve souvent à leur surface des taches bleuâtres analogues à la teinte extérieure. La vessie, dépourvue d'urine, est crispée sur elle-même; les muscles, plus ou moins raides par l'effet des crampes ou des contractions spasmodiques, ont une teinte cramoisie; les os eux-mêmes prennent, chez quelques cholériques, une teinte garance, ainsi que nous l'avons observé le premier dans les corps des invalides.

On ne trouve pas toujours les traces apparentes de la névrose, bien que la maladie paraisse attaquer d'abord le système nerveux. Telles sont, en général, les principales lésions intérieures; certes, d'après ces faits, on peut croire à l'*asphyxie* du cœur.

Ces résultats constans et sans presque nulle différence, m'ont porté à indiquer un traitement rationnel qui doit être, à quelques variations près, toujours le même. Il consiste, 1°. à faire passer au malade (pour débarrasser l'estomac) une infusion filtrée d'ipécacuanha. 2°. A ranimer par tous les moyens indiqués la chaleur latente et la circulation dans les vaisseaux capillaires du *cutis* et des membranes muqueuses des organes de la vie intérieure. Ainsi les corps qui contiennent beaucoup d'oxigène ou qui offrent une certaine capacité au calorique, à l'aide desquels on frictionne avec modération, mais d'une manière permanente, les surfaces du corps des cholériques et surtout les membres, sont les plus propres à faire développer les propriétés vitales dans les parties refroidies, frappées de stupeur ou de paralysie; tels sont la neige ou la glace qu'on promène sur ces surfaces avec la main armée d'un gant de laine; à défaut de glace, les huiles toniques de camomille, de millepertuis légèrement camphrée; les substances alcooliques ou éthérées qu'on emploie en frictions avec la main nue (1). 3°. Pendant cette période algide, des petits morceaux de glace pris intérieurement, ou de légères infusions aromatiques sucrées, à la température atmosphérique et à petites doses, sont également propres à rétablir la circulation dans les vaisseaux capillaires de ces membranes intérieures. 4°. A ces moyens, on fait immédiatement succéder l'application des ventouses mouchetées ou scarifiées sur les hypocondres, les régions épigastrique, dorsales, lombaires et sur la circonférence du bas-ventre ; on modifie les effets de ces saignées révulsives à volonté. 5° On passe successivement à d'autres topiques révulsifs, tels que le moxa posé à la base du crâne, sur les côtés du rachis et à l'épigastre (2), des cataplasmes synapisés aux membres et sur le bas-ventre, à une température un peu chaude. 6°. Enfin, la chaleur s'étant un peu rétablie, on fait envelopper les quatre extrémités et le corps dans des portions de couvertures de laine, et on exerce une compression uniforme sur ces membres à l'aide de bandes ; on ajoute à ces enveloppes des foyers de chaleur artificielle dont on augmente la force graduellement et à volonté, tels que des bouteilles de

---

(1) Aux effets du frottement, cette main ajouté une propriété magnétique qui agit essentiellement sur le système nerveux.

(2) On prévient la formation de l'escharre et la suppuration par l'application immédiate sur la brûlure, d'un peu d'alcool.

grès, etc. Intérieurement, il faut se borner à des boissons albumineuses, ou mucilagineuses sucrées et légèrement acidulées avec des acides végétaux.

Tous les remèdes internes préconisés tour à tour sont constamment inutiles et souvent nuisibles; or, il faut s'en abstenir. Les nécropsies et l'expérience ont fait reconnaître l'identité des effets de la maladie, les vraies causes de la mort et le résultat fâcheux de ces remèdes internes.

Les caléfacteurs de tout genre, tels que les bains chauds et les bains de vapeur appliqués brusquement sur les surfaces congélées, ou pendant l'état algide, déterminent la putréfaction ou la gangrène locale et accélèrent la mort de l'individu (1).

Les Russes ont le soin de faire dégéler leur poisson dans l'eau froide, avant de le livrer au cuisinier. Des batraciens, ou des poissons surpris et enveloppés dans les glaces, survivent lorsque ces glaces se fondent spontanément, par l'élévation graduée de la température, tandis que, si l'on faisait fondre ces glaces sous l'action d'une chaleur artificielle, appliquée immédiatement, on trouverait ces animaux morts et putréfiés (2).

Les vésicatoires, dont les effets d'ailleurs sont très lents, le fer chaud, posés par l'intermédiaire de substances résineuses, ou les huiles essentielles, ont des inconvéniens analogues. Les parties excoriés de la peau se frappent de gangrène, ou il en résulte des ulcères profonds.

Les linimens caustiques, tels que la pomade ammoniacale de Gondré, tant préconisée et usitée dans plusieurs hôpitaux, sont également nuisibles; ils augmentent le spasme et la névrose. J'ai vu, chez un sujet à Toulouse, l'usage de cette pommade faire développer cette névrose au point de provoquer le tétanos le plus intense que j'aie jamais observé. Indépendamment des excoriations qu'elle avait produites, la contraction et la raideur des membres avaient été portées à un si haut degré que les fibres motrices plissées sur elles-mêmes, étaient prêtes à s'arracher à leur insertion tendineuse. L'ouverture du corps de ce tétanique fut faite à l'hôpital militaire en présence de plusieurs médecins étrangers et des membres du conseil de salubrité.

Par les mêmes motifs, l'alcool camphré, la quinine, l'acétate de mor-

---

(1) Voyez, dans ma *Campagne de Russie*, les mémoires sur les causes de la gangrène de congélation et sur les effets du froid.

(2) Les expériences de M. Bory de Saint-Vincent confirment la vérité de cette dernière assertion.

phine, le bismuth, l'huile de cajeput, etc., pris intérieurement enflamment et désorganisent les membranes muqueuses des intestins.

Les lavemens, ou les injections forcées de l'eau chaude dans le tube intestinal, ont les mêmes inconvéniens que les bains chauds à l'extérieur; les capillaires de cette membrane muqueuse se gonflent sous l'action de cette chaleur humide et se frappent de gangrène, ou il se produit immédiatement des gaz qui météorisent les intestins et font suffoquer le malade. Les médecins philantropes ont déjà fait justice de l'injection de l'eau chaude dans les veines. Tout le monde sait quel a été le sort des malheureux crédules de la transfusion du sang au 17ᵉ siècle, tant préconisée pour rajeunir les vieillards. Les partisans de l'injection intérieure ou de l'application extérieure de ces substances aqueuses à une température élevée (parmi lesquels on compte néanmoins des professeurs justement célèbres), ont eu en vue de rendre au sang le sérum qu'il a perdu, ou la fluidité nécessaire à sa libre circulation; mais on ne peut rétablir ou entretenir le jeu des fonctions dans les organes de notre économie, que par une addition de propriétés vitales parfaitement identiques ou homogènes, que la physique ou la chimie ne peut transmettre de l'extérieur à l'intérieur, mais qu'on fait développer par tous les moyens propres à ranimer celles qui sont restées latentes chez l'individu; et cette méthode révulsive extérieure, que nous proposons et que nous avons introduite partout où nous sommes passé, est, selon nous, la plus propre à atteindre ce résultat; elle est, sans doute, la plus rationnelle et la plus efficace.

Mais pour qu'elle produise tous les effets désirés, il faut insister ou persévérer sans interruption sur l'emploi de ces topiques, surtout sur celui des ventouses mouchetées, qui ont la double propriété de ranimer l'électricité nerveuse, la circulation centrifuge, de dégorger les vaisseaux capillaires veineux de la peau, et de proche en proche ceux des organes de la vie intérieure. La saignée est impraticable, et les sangsues, d'ailleurs inutiles, ne peuvent avoir les mêmes effets. Mais il faut s'empresser d'ouvrir la veine jugulaire aussitôt qu'elle devient sensible, ou à son défaut l'artère temporale, pour désemplir très promptement les vaisseaux de l'encéphale avant que l'apoplexie ne survienne; car l'un des constans et principaux effets du choléra, est de produire une congestion plus ou moins profonde dans le cerveau. Enfin, il faut considérer les cholériques comme les blessés que fournit une bataille; si les chirurgiens, qui oublient souvent leur propre existence pour sauver la vie à leurs semblables, ne portaient pas avec la même ardeur et la même activité leurs secours à tous les blessés sans interruption et d'une manière permanente, un très grand nombre succomberait dans les premières heures du combat.

Un hôpital de cholériques est donc un vrai champ de bataille.

La réaction survenue ou établie, on remplit les indications qui peuvent s'offrir selon la nature des symptômes morbides qui annoncent une lésion quelconque dans les organes intérieurs.

C'est au génie du médecin à les apprécier et à indiquer les moyens curatifs.

Telles sont les bases du traitement rationnel inséré dans mes mémoires, et que j'ai fait mettre en pratique partout avec un succès plus ou moins marqué.

Cette épidémie, après avoir sévi avec une violence extrême et pendant une quarantaine de jours dans les villes que nous avons désignées, s'était graduellement appaisée; et enfin, elle était parvenue à son déclin à l'époque de mon départ de plusieurs de ces cités : 1°. Par le passage des vents du sud, sud-est et sud-ouest, qui avaient régné pendant tout le mois de juillet et presque tout le mois d'août, au nord et nord-ouest; ce qui fit abaisser la température. Ces derniers vents surtout ayant été accompagnés de pluies douces et sans orages, produisirent sur la santé des populations où l'épidémie régnait, des effets salutaires. En Égypte, les mêmes vents diminuaient l'intensité de la peste, tandis que les premiers, c'est-à-dire les vents du sud et du sud-est la faisaient développer avec une grande force. 2°. A ces causes principales d'évaporation ou de neutralisation de ce principe épidémique, on doit ajouter les mesures qu'on s'est empressé de mettre en usage presque partout, pour faire disparaître les causes locales d'insalubrité, perfectionner l'hygiène des troupes et des habitans des villes où le choléra s'était déclaré. 3°. Par le calme que nous avons concouru à rétablir dans l'esprit des populations alarmées par de fausses idées de contagion que nous sommes néanmoins parvenu à dissiper entièrement. 4°. Enfin, par l'introduction d'une médication simple, rationnelle, facile à mettre en usage, dont les résultats avantageux fixaient la confiance des malades et encourageaient les médecins.

Paris, le 25 septembre 1835,

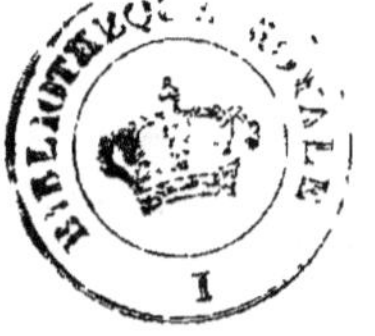